AF582249

LA
DISPUTE DE L'ANTIMOINE

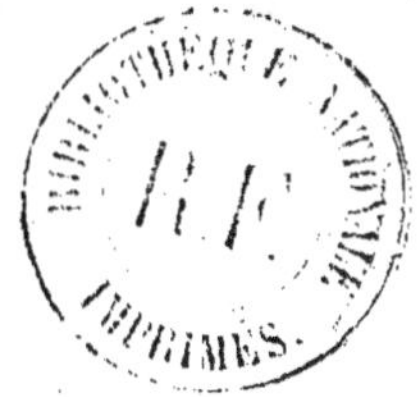

« Si des chimistes ont fait beaucoup de mal en prati-
« quant la médecine, sans en avoir une connaissance suffi-
« sante, cela est arrivé par la faute des hommes, et non
« par celle de la science. » (BOERHAAVE).

Lu à la Séance de la Société des Sciences Médicales de Gannat

Tenue à Moulins, le 8 Juin 1897

PAR

Emile GILBERT

LAURÉAT DE L'INSTITUT (ACADÉMIE DES SCIENCES)
ET DES SOCIÉTÉS SAVANTES DE FRANCE.

MONTLUÇON
IMPRIMERIE DU *Centre Médical*

1897

La Dispute de l'Antimoine.

LA

DISPUTE DE L'ANTIMOINE

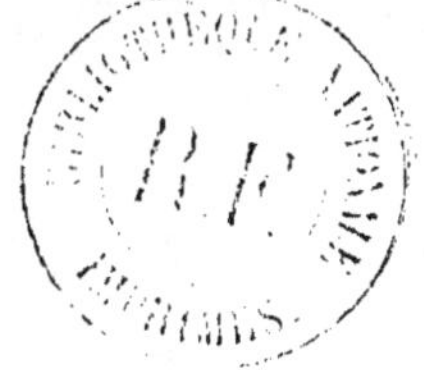

« Si des chimistes ont fait beaucoup de mal en pratiquant la médecine, sans en avoir une connaissance suffisante, cela est arrivé par la faute des hommes, et non par celle de la science. » (Boerhaave).

Lu à la Séance de la Société des Sciences Médicales de Gannat

Tenue à Moulins, le 8 Juin 1897

PAR

Emile GILBERT

LAURÉAT DE L'INSTITUT (Académie des Sciences)
ET DES SOCIÉTÉS SAVANTES DE FRANCE.

MONTLUÇON
IMPRIMERIE DU *Centre Médical*

1897

LA DISPUTE DE L'ANTIMOINE

Messieurs,

S'il est une étude aussi curieuse qu'intéressante, c'est celle que l'on nomme à juste titre : « L'histoire rétrospective. »

Toute histoire ici-bas possède ses annales ; or l'histoire de la médecine et de la pharmacie comme toute autre a les siennes.

Il est souvent intéressant, en effet, comme aussi très attachant d'étudier les faits passés ; certains sont oubliés, peu souvent connus, et non dénués d'originalité.

La fameuse dispute de l'Antimoine appartient aux Annales médicales et pharmaceutiques, et entre dans cette catégorie.

Ce tournoi scientifique a bien aussi son charme ! Si les chevaliers qui en furent les principaux champions ne se distinguèrent pas par leur galanterie, soit dans leurs paroles, soit dans leurs actions, ils démontrèrent (ce qui n'est pas une chose indifférente) jusqu'à quel point peuvent aboutir les préjugés et l'ignorance, associés au plus tenace entêtement.

Le comique n'en est pas exclu, tout au contraire, il surpasse complètement le sérieux, et non seulement au détriment de la Faculté de médecine du temps, mais, ce qui fut pis encore, de celui des médecins, des apothicaires et des malades !

C'est là l'incident le plus grave de cette épopée, qui passionna les esprits au point de les faire sortir des limites sages et réfléchies, de les monter les uns contre les autres et de leur faire oublier, comme conséquences, l'importance inhérente à leur dignité.

Cependant, Messieurs et chers collègues, intervenir dans une réunion pacifique comme est celle d'aujourd'hui, et y raconter des éléments de discorde, doit vous sembler un fait plein d'anomalie ?

Mais les temps sont changés !

Ce métal l'Antimoine n'excite plus comme jadis de violentes comme aussi d'interminables disputes !

Ses différents sels, comme aussi ses composés, jouissent de nos jours d'une parfaite et sereine tranquillité.

Pour la plupart, souvent oubliés dans leur cloître de verre, dans nos officines, ils sont aussi calmes aujourd'hui qu'ils le seront demain.

Seuls, le kermès et l'émétique se permettent quelquefois de rompre la clôture et, obéissants nautoniers, ils se transportent sur le canal des hydrolats médicinaux où le praticien leur ordonne d'aller porter leur secours, là où la thérapeutique croit le réclamer.

A notre époque, le corps médical est moins susceptible qu'au XVIIe siècle ; il est plus instruit, sans pédantisme et bien loin du portrait fixé par un sixain du temps, qui nous a conservé l'expression caricaturale du personnage :

« Affecter un air pédantesque,
« Cracher du grec et du latin,
« Longue perruque, habit grotesque,
« De la fourrure et du satin,
« Tout cela réuni fait presque
« Ce qu'on appelle un médecin. »

Molière,comme Montaigne, comme Guy Patin, qui était pourtant médecin, poursuit avec une férocité terrible les médecins de son temps. Mais Guy Patin raconte qu'en 1661, lors de la dernière maladie de Mazarin, que ses médecins étaient loin de s'entendre. « Hier, écrit-il, dans une de ses *lettres choisies*, Guénaut,Valot,Brayer et Béda des Fougerais, alterquaient ensemble, et ne s'accordaient pas de l'espèce de maladie dont le malade mourut : Brayer dit que la rate est gâtée ; Guénaut dit que c'est le foie ; Valot dit que c'est le poumon et qu'il y a de l'eau dans la poitrine ; Dès Fougerais dit que c'est un abcès du mésentère. Ne voilà-t-il pas d'habiles gens ? Ce sont les fourberies ordinaires des empiriques et des médecins de cour qu'on fait suppléer à l'ignorance. Cependant voilà où en sont réduits la plupart des princes :

« *Sic merito plectuntur* »

Ici la réalité ne vaut-elle pas la comédie.

Cette petite digression peint ici le décor où va se dérouler l'action, car, que l'on ne s'y trompe pas ! la question de l'Antimoine ne fut qu'un prétexte, le véritable motif, (quoique la chimie fût considérée comme œuvre diabolique),le véritable motif, disons-nous, n'était que de faire sentir une altière préséance dans la hiérarchie médicale, en ce qui touchait les titres.

Entre castes savantes on se montrait les dents. En France, le chirurgien était peu considéré du médecin et le médecin regardait de haut le pileur de drogues. Mais c'était surtout entre Galénistes et Chimistes que la querelle s'accentuait. La Faculté de Paris ne voulait point entendre parler de découvertes nouvelles et par suite les apothicaires, dans leur pratique, en essuyaient le contre coup. Les apothicaires étaient accablés par la suprématie médicale dans toute sa rigueur. Il leur était défendu de ne délivrer aucun médicament sans l'ordonnance du médecin. En 1593, un autre édit les condamnait à la peine de l'amputation d'une oreille en cas de violation du dit arrêt. Toutefois, ces mesures extrêmes ne semblent pas avoir beaucoup ému la tranquillité d'esprit des apothicaires, et les jeunes potards du temps faisaient la nique à l'autorité, avec autant de désinvolture qu'ils la font aujourd'hui. Bref, dans cette guerre la Faculté ne cessa de s'ingénier à trouver des taquineries de toute nature contre les pharmacopées chimiques.

Tout semblait bon à la Faculté de Paris pour tracasser les apothicaires. Sous le fallacieux prétexte qu'on pouvait introduire par la voie rectale des aliments dans l'estomac, la dite Faculté eut la bizarre idée de faire soutenir la Thèse suivante :

« *An clysterium frangat jejunium* ».

Cette question jeta un trouble épouvantable dans le respectable clan des apothicaires. C'était en effet la ruine du clystère pendant le carême !

Mais par bonheur, Gaspard Bauhin, anatomiste célèbre, démontra à cette phalange d'ignares, que les aliments ne pouvaient pas pénétrer au-delà du gros intestin, parce qu'ils y trouvaient un obstacle qu'on nomme, par reconnaissance, « Valvule de Bauhin », ou valvule ilio cæcale. On la désigne également sous l'expression typique de « Barrière des Apothicaires ».

Cependant, aujourd'hui, comme les médecins, les pharmaciens actuels n'ont plus guère de ressemblance avec les apothicaires, leurs devanciers. Si la médecine s'est lancée dans une voie nouvelle autant que progressive, la pharmacie en a fait autant.

Les pharmaciens ne sont plus heureusement le portrait de Monsieur Fleurant le maître-type des apothicaires présents, passés et futurs, réputés ennemis de Dieu et véritables homicides. Leur science n'est plus une école de cuisine digne de celle des sorcières de Machbeth : une instruction solide complète leur acquis. Une paix courtoise est établie entre ces deux professions, et personne ne s'en plaint, ou n'oserait s'en plaindre. Les brandons de discorde ne les échauffent plus, au point d'allumer, comme chez leurs devanciers, sinon les feux de la folie, mais tout au moins engendrer un paroxysme de furie ; ce que les faits suivants ne sauraient démentir.

Or donc, la fameuse dispute de l'Antimoine fut un fait inouï dans son genre, et mit à jour, dans son accomplissement, des scènes épiques à nulles autres pareilles. Cette dispute avait suscité contre les partisans des médicaments chimiques, parmi lesquels il faut nommer *le Crocus Veneris, le Crocus Martis, le Réalgar, le Cuivre, l'Arsenic blanc, le Mercure, le Plomb et le Zinc*, et avant tout l'*Antimoine*, lui-même — des pamphlets, des diatribes et mêmes des insultes. Ces ineptes colères, dont les violentes critiques furent le sommaire, et ces fausses idées persistèrent en s'accentuant jusqu'au milieu du XVIIIe siècle. Le torrent d'injures fut aussi impétueux que violent. — Un pamphlétaire écrivit, dès le principe, que seul le nom de *Chimie* affirmait la supercherie et la crédulité des hommes.

« *Homo est animal credulum et mendax* »

La Chimie est un art qui peut être ainsi défini :

« *Arts sine arte, cujus principium mentiri medium laborare, finis mendicare* ».

Les chimistes sont convaincus de leur propre ignorance, ils ne cherchent qu'à duper et à embarquer les gens riches, ce sont des imposteurs en général. Ils (les chimistes) se sont enfermés dans des labyrinthes et ne se font valoir que par le mystère...

« *Omnia enim stolidi magis admirantur amant que inversis quæ sub verbis latitantia cernunt* »

Enfin, pour le couronnement : « Si tu veux te venger de ton plus cruel ennemi, « conseille-lui de se lancer dans l'étude de la chimie ».

Vexations, mesquineries, taquineries, étaient dirigées par la Faculté sur les docteurs et les apothicaires partisans de la médecine nouvelle, comme l'est ordinairement la grêle poussée sur un même point par un vent d'orage.

L'Antimoine servit de prétexte à toutes ces hostilités, et à la défense d'employer les médicaments chimiques. Il faut cependant constater quelques accalmies semblant tempérer, par une douceur relative, les rigueurs prêtes à se déchaîner.

Mais en attendant mieux, cela n'empêchait pas le Parlement de bannir de son ressort trois physiciens chimistes, et ce à la requête de la Faculté qui leur fit enjoindre de ne jamais hasarder l'enseignement d'aucune théorie contre les auteurs approuvés de l'antiquité, dont Aristote occupait le premier rang. Dans un semblable milieu, l'agitation contre apothicaires et médecins partisans des médicaments chimiques ne fit que s'accroître ; les querelles commencées jusque-là, et qui couvaient sous la cendre, se ravivèrent.

Plusieurs médecins s'étant déclarés ouvertement en faveur de l'Antimoine, l'usage commença à en devenir très commun et la question de savoir si on pouvait s'en servir fut considérée par la Faculté comme un véritable problème. Un médecin du nom de Jean Chartier, se posait en défenseur de l'Antimoine, et publiait un livre dans lequel il lui donnait le nom de : « *Métal des Sages* ». Un autre médecin, Jean Perrault s'y montra hostile, et publia une dissertation sous le titre de : « *Rabat joie de l'Antimoine* ». Mais cela était loin d'empêcher la chimie de prendre de l'extension dans plusieurs villes du royaume, et notamment à Montpellier. C'était aussi au moment de la célèbre querelle de l'Antimoine à Paris, où on tenait pour les trois S : *Séné, Seringue, Saignée*, qu'à Montpellier on prônait les remèdes chimiques et l'Antimoine en particulier.

Un médecin de cette ville, Théophraste Renaudot, vint à Paris ; il fonda les *bureaux d'adresses, les monts de piété, le journalisme* avec ses gazettes, établit les *consultations gratuites*, en traitant quand il le fallait ses malades avec des remèdes chimiques En outre, il fit paraître un travail qui avait pour titre : *Le Panégyrique de l'Antimoine justifié et triomphant*.

Il obtint grand succès dans sa médecine. La dispute se continua jusque en 1637 et Renaudot se manifesta très ouvertement l'ami des apothicaires. Historiographe du roi (1), protégé par le Duc de Richelieu, il n'en resta pas moins en butte aux persécutions des médecins de Paris jaloux de ses succès. Ils s'en prirent à Montpellier, et il y eut une violente polémique entre Guy Patin, Riolant, Turquet, etc. La galanterie, il faut bien le constater, ne régnait bien ni dans les attaques, ni dans les répliques. Guy Patin s'avoua alors aussi ouvertement contre les apothicaires que Renaudot

(1) T. Renaudot, recherchait depuis longtemps le titre d'historiographe du roy. Il l'obtint d'une circonstance bizarre. Dans une réunion à St Germain, en présence du roi, un jeune seigneur racontait une histoire un peu égrillarde, parait-il. A force de rire, Mademoiselle de Lafayette s'oublia... Le roi envoya ces vers aux gazettes :

Petite Lafayette
Votre cas n'est pas net,
Vous avez fait pissette
Dedans le cabinet.

A la barbe royale
Et même aux yeux de tous
Vous avez fait la sale
Ayant P..... sans vous ?

Le roi voulait envoyer ces vers à la Gazette. Richelieu pria Renaudot de ne pas les y insérer. Celui-ci voulut bien y consentir, mais à condition d'être nommé historiographe du roi, ce qui arriva grâce à l'influence du duc.

était pour eux. Les apothicaires portaient ce dernier sur le pavois ; n'avait-il pas fondé sa Gazette en leur faveur, et établi son cabinet de consultations sur la place Maubert ?

Là, il se livrait à des consultations publiques en dehors de tout concours des médecins de la Faculté. Toutefois, si Guy Patin était homme d'esprit, il n'en montra pas la largeur en s'associant à l'expansion d'une haine mesquine contre les apothicaires dont il devint l'ennemi juré. Que fit-il alors avec ses conjurés ? il ne prescrivit plus de formules médicamenteuses, il s'en tint à l'eau chaude et à la saignée ! On conçoit très aisément que Renaudot eût vogue, car l'économie dans l'emploi des drogues, l'exclusion du latin dans les formules, et enfin le bon marché, eurent bientôt beaucoup de faveur dans le public, qui au moins, lui, y comprenait quelque chose. Pendant ce temps-là, Guy Patin bombardait les pauvres apothicaires de suaves et douces épithètes, dont celles de : *Enragés, ivrognes, empoisonneurs, triacleurs*, étaient les moindres.

Peut-être que la Faculté Galéniste préférait de beaucoup aux substances chimiques évoluées du Tartare, des poudres de parties d'animaux, des cornes de rhinocéros, des vipères, des produits d'animaux de toutes sortes, l'épine dorsale de la lamproie, des emplâtres de térébenthine, des gommes résines, des dents de loup, etc..... Assemblage macabre et fantastique, s'il en fût jamais ! Ne vous semble-t-il pas que la sorcière Canidie, redoutée et maudite, tour à tour conspuée et chantée par Horace, ait légué son art infernal, ses débris de navire naufragés, ses parties de glaive souillées d'un sang répandu par le crime et ses amphores d'airain dans lesquelles ont cuit, mijoté et bouilli les plus hétéroclites mélanges de plantes et d'animaux, aux Galénistes et à la pharmacopée de ce temps ?

Et des hommes (ce fut là leur crime) sont assez téméraires pour oser venir renverser cette funèbre marmite ! Quelle audace en vérité ! et quelle énergie leur faut-il pour empêcher de sortir des profondeurs de leurs alambics, ces denses et lourdes vapeurs, ces sinistres fumées des sortilèges et des conjurations ?

Grâce à ces esprits plus aventureux, la science, quoique gardant son empreinte fantastique, tente à entrer dans le domaine de la vérité, et recherche, dans les combinaisons chimiques, un moyen de fournir à la médecine des remèdes aptes à soulager ou à guérir. Quoi qu'il en soit, la dispute au sujet de l'antimoine fut poussée si loin, que les pouvoirs publics s'en émurent.

La Faculté de Paris restait impitoyablement murée aux découvertes nouvelles. D'ailleurs, ce mouvement ne s'opérait que par les mesquines tracasseries des Galénistes sur les Chimistes. Il n'est pas jusqu'au Parlement qui ne se soit mêlé de ce qui ne le regardait pas, et qui n'ait parlé comme un aveugle de couleurs ou comme une collectivité ignorante de la matière dont il n'avait pas la clef.

En effet, en 1566, sur l'avis solennel de la Faculté de médecine, le Parlement, regardant l'Antimoine comme poison, en avait interdit l'usage.

Guy-Patin avait inscrit sur un énorme registre le nom des malades tués par l'Antimoine et l'avait intitulé : « *Le Martyrologe de l'Antimoine ou le témoignage de* « *la vertu émétique* ». C'est alors que la dispute devint tellement aiguë, que le Parlement ordonna que la Faculté s'assemblât pour en délibérer.

112 Docteurs-médecins se réunirent, et 92 furent d'avis de mettre *le vin Emétique* au rang des remèdes purgatifs.

Suivant leur avis, la Faculté rédigea son assentiment pour en autoriser l'usage et le faire inscrire au Codex qui parut en 1637. Sur l'avis de la Faculté, le Parlement rendit un arrêt par lequel il était permis aux docteurs en médecine seuls de se servir de l'*Antimoine*, et en particulier *du vin Emétique*, d'écrire sur ses propriétés, de les discuter, et défendit à toute autre personne d'en faire usage que par leur avis.

Comme on le voit, l'Antimoine eut raison, mais les médecins-chimistes et les apothicaires eurent le dessous.

Guy-Patin était alors doyen de la Faculté, où, malgré son esprit de littérateur et de pamphlétaire, il n'empêcha pas les idées nouvelles de briser des digues jusque-là réputées d'une solidité à toute épreuve.

Mais la Faculté, si bien lancée dans les réformes toutes hostiles à la chimie minérale naissante dans la thérapeutique, semble aussi vouloir s'attaquer vigoureusement à ce qui fera partie, plusieurs siècles après elle, d'une autre variété de cette même science qui prendra le nom de « Chimie organique ».

Voici dans quelles circonstances son zèle, plus ridicule qu'outré, lança encore des anathèmes :

Guy-Patin, Brayer, d'autres membres de la Faculté dépensèrent deux mois de délibérations sur l'important objet connu sous le nom de « Question du pain mollet ».

On venait, en effet, pour ces petits pains de luxe, de substituer la levure de bière au levain ordinaire. Chargés de juger la levure au point de vue hygiénique, quarante-cinq docteurs régents contre trente décidèrent qu'elle « était contraire à la santé, et préjudiciable au corps humain », à cause de « son âcreté née de la pourriture de l'orge et de l'eau ». Et voilà pourquoi votre fille est muette !

Gay-Patin qui rendit ce beau jugement, écrivait à ce propos ce superbe commentaire : Messieurs du Parlement ont député six médecins de notre Faculté, desquels « je suis l'ancien. Nous nous assemblons un de ces jours, et ferons le procès à cette « levure de bière qui n'est que « *une vilaine crasse* ».

Ainsi, voilà le Parlement en l'air, sens dessus dessous, la Faculté aux abois, pour savoir *si cette vilaine crasse* est où n'est pas nuisible à l'alimentation !

Voilà la diplomatie en jeu, comme elle le fut entre la France et l'Espagne, pour bien établir « si les vipères sèches avaient, dans leur emploi dans la thériaque, autant de propriétés thérapeutiques que les vipères fraîches ». En présence de faits de ce genre, on croit rêver ! Trop malheureusement la réalité est palpable. Il est toujours regrettable, dans ces incidents carnavalesques d'y voir figurer des noms d'hommes intelligents, momentanément très aveuglés par un entêtement n'ayant pour cause que l'orgueil : l'*Invidia pessima* des Latins.

Guy-Patin tient le premier la corde, non seulement dans l'affaire du *Pain mollet*, mais encore pour celle de l'Antimoine. Homme d'esprit peut devenir naïf, quand la passion du parti pris retrécit et égare son jugement !

Ce dernier trait, pris dans sa correspondance, une des plus fécondes de son siècle, en fournit la preuve :

« L'Antimoine, écrit-il, a été condamné par deux décrets solennels de notre Faculté,

« tous deux autorisés par la cour du Parlement, par arrêt, l'un en 15 6, et l'autre en « 1615. — Il fallait premièrement casser ces deux décrets par trois assemblées tenues « exprès; on n'a rien fait de tout cela, et aussi *l'Antimoine demeure poison* ». Poison par décret solennel ! Qu'en aurait pensé Brid'Oison ?

Convenons-en, Messieurs, si Molière a tant fait rire des médecins du temps, les vrais et les premiers médecins, et sans oublier les apothicaires, se sont offerts comme cibles aux balles de ses plaisanteries. Nous laisserons dans l'ombre la question du quinquina, et celle de la circulation du sang, qu'on ne pouvait résoudre sans réflexions, mais, après l'Antimoine, voir des médecins de mérite comme Guy-Patin et Brayer, discuter pendant deux mois sur les *pains mollets*, c'est faire triste figure en vérité.

Ainsi bafoués et raillés, médecins et apothicaires l'ont été de tout temps ! Cela ne prouve rien ! Si, pourtant, cela prouve quelque chose ! c'est que toutes les professions ont leurs ridicules. — La statuaire, la caricature, le Théâtre, ne les ont pas laissé perdre.

Toutes les professions ont provoqué le rire sur la scène ! Racine a ridiculisé les juges dans son personnage de Dandin ; Lesage à baffoué les traitants dans son personnage de Turcaret ; Molière a ridiculisé quelques médecins de la Faculté et des apothicaires. Cela est évident. Mais les anciens parlementaires, malgré le type de Racine, ont contribué, comme juges et politiques, comme écrivains, à la gloire de la France et ont conquis à la justice française un titre bien mérité ! Turcaret, type du traitant de Lesage, n'a pas empêché Lavoisier d'acquérir l'estime générale, à une époque où les fermiers généraux n'étaient pas précisément voués aux bénédictions populaires !

Et Molière, lui-même, en ridiculisant quelques médecins et quelques apothicaires, n'a pas empêché la Faculté de fournir à la France des hommes remarquables dont les noms ne seront jamais oubliés !

Deux mots, Messieurs, et nous finissons cette notice, peut-être bien longue pour l'intérêt qu'elle a pu vous présenter. La dispute de l'Antimoine, quoi qu'on puisse le dire, a été le point de départ dans la thérapeutique d'une importante innovation. Elle servit à trancher d'une manière définitive la matière médicale, la pharmacopée et la thérapeutique. La lutte mesquinement commencée ne fut pas stérile, et si nous considérons avec patience le chemin parcouru depuis, qu'elle n'est pas la longueur infinie de la route et que d'étapes glorieuses y sont signalées ?

Honneur donc à ces médecins novateurs, qui changèrent la physionomie de la médecine et de la pharmacie. La pharmacopée chimique était créée. Les médicaments actifs employés sous un petit volume commençaient à être en faveur, même auprès de ceux qui s'étaient déclarés les plus hostiles à l'invention aussi bien qu'à l'application thérapeutique de la chimie médicale.

Les médecins et novateurs-chimistes ne furent plus traités *d'ivrognes, d'enragés empoisonneurs*. En disant que toutes les nations apportèrent leur contingent à cette innovation dans la thérapeutique, nul ne nous contredira. De tous les côtés surgirent des hommes illustres. W. Helmont, Robert Boyle, Robert Fludd et Glauber et enfin Boërrhave. C'est sur ce dernier nom, Messieurs, que nous terminons cet aperçu.

Une curieuse lettre de ce savant résume à elle seule toute la situation si tendue de la querelle des galénistes et des chimistes. « Avant que l'on eût connu, dit-il, la « chimie dans son application à la thérapeutique, la médecine, qui ne consistait pres- « que, dans les écoles, que dans un jargon vide de sens, était devenue complètement « galénique et uniquement soumise à la doctrine des Arabes. Ainsi, n'employant que « la saignée, la purgation, un petit nombre de remèdes qui avaient quelque efficacité, « elle fut hors d'état de dompter bon nombre de maladies, et fut obligée, par là, de « céder aux remèdes héroïques que fournissait la chimie, ce qui augmenta les trophées « de cette dernière science. Par là, la condition de l'ancienne médecine galénique « semblait réduite à un état très fâcheux ; car les médecins, après s'être donné « beaucoup de peine pour connaître la nature de l'homme dans la vue de découvrir « par ce moyen l'origine et la manière de guérir les maladies, voient tout ce qu'ils ont « découvert avec tant de travail, sur les causes, les signes, les pronostics, l'exposi- « tion et la guérison des maladies, contrecarré par l'introduction de la chimie « dans la pathologie. — Il serait à souhaiter que les médecins qui ont de l'éloignement « pour la chimie voulussent bien réfléchir et ne pas condamner un art qui peut leur « être d'un grand secours sans leur nuire jamais. Si des chimistes ont fait beaucoup « de mal en pratiquant la médecine sans en avoir une connaissance suffisante, cela « est arrivé par la faute des hommes et non par celle de la science ».

Enfin le bon sens populaire se montra favorable aux idées de progrès, et le défi très courageusement lancé à la face de la routine trônant sur son siège professionnel lui donna l'avertissement que le fauteuil, sur lequel elle s'était pédagogiquement installée commençait à craquer de toutes parts, et que, vermoulu et branlant, il était temps pour elle de le quitter avant son effondrement total.

L'antiquité cessa de devenir peu à peu l'inspiratrice de la médecine ; mais remarquons, en terminant, que la médecine avec la littérature du XVIIe siècle, n'a fait que subir un sort commun. Tous les grands auteurs qui imprimèrent le mouvement littéraire au temps de Louis XIV, étaient inféodés aux génies de l'antiquité : La Bruyère traduit Théophraste ; Fénelon, Platon ; Molière, Plaute et Térence ; Boileau, Horace. Racine conserva l'essence du génie hellénique, en côtoyant Euripide. Descartes ressuscita Aristote. La langue française se revêt de la majesté des phrases latines, et jusque dans les Oraisons de Bossuet, on sent s'émouvoir la grande âme de Tertullien.

Donc la médecine de ce temps n'est pas la seule science soumise à l'influence de l'antiquité, qui dominait les idées comme le soleil domine l'espace !

Enfin, dans cette lutte ardente du moderne contre l'ancien, qui osa narguer avec audace l'Aristotélisme, lequel imposait ses barrières à la médecine comme à la magistrature ? Ce fut la poésie ! Le doux et placide Racine osa rire à la barbe de ce grand philosophe grec, ce flambeau à 5 branches, qui éclaira les intelligences de son pays des fulgurants éclats du syllogisme. Il poussa même l'audace, dans la pièce des « *Plaideurs* », jusqu'à lui réclamer le motif de ses inspirations !

Observons Georges Dandin, recevant de l'Intimé, qui plaidait dans l'affaire d'un vol domestique, cette apostrophe :

L'Intimé :

Aristote *primo peripateticon*.

Dit fort bien...

Dandin (interrompant)

Avocat, il s'agit d'un chapon,

Et non point d'Aristote et de sa politique.

L'Intimé :

Oui ; mais l'autorité du péripatétique

Prouverait que le bien et le mal.....

Dandin :

Je prétends

Qu'Aristote n'a point d'autorité céans !

. . . .

Il est facile de se rendre compte que médecins, naturalistes ou apothicaires du temps, n'auraient supporté une botte si bien dirigée, au maître et au père du syllogisme ! ! !

Aussi, on comprend aisément qu'il fallait être ou Racine, ou Molière, pour oser provoquer un semblable assaut ! Mais parmi les médecins et les apothicaires, combien furent honnis, même sous le fallacieux prétexte de l'*Antimoine*, dont la *dispute* servit de *couverture*, ceux qui osèrent porter le premier coup à cet antique édifice de la médecine galénique ! !

Les scènes, les ardentes polémiques qui en furent le résultat sont là pour l'attester ; on peut à ces débats appliquer ce vers de Virgile, quoiqu'il n'ait pas été prosodié pour le même but :

« *Tantæ molis erat Romanum condere gentem !* »

Emile GILBERT.

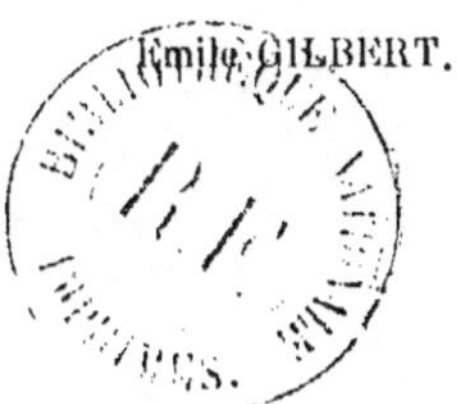

GRANDE IMPRIMERIE DU CENTRE. — HERBIN, MONTLUÇON.

www.ingramcontent.com/pod-product-compliance
Lightning Source LLC
LaVergne TN
LVHW050515160826
845677LV00003B/1147

* 9 7 8 2 3 2 9 6 3 3 6 4 0 *